De l'ombre à la lumière

Bougeard Leny

Première partie

Textes

Ma vie

On me croit solide comme un roc, à l'abri des coups et des chocs. Mais ce n'est qu'une illusion... Sous mes mots se cache ma vie. J'observe la pluie tomber, me bornant à ne pas comprendre cette existence. Je ne peux plus vivre ainsi et me contenter de mettre des œillères devant les yeux, tel un troupeau de bétail obéissant. Alors je me laisse porter par le vent, j'ose regarder derrière moi et trouver le courage qu'il me manque. Je ne suis pas fort, je ne suis pas brave, je ne suis qu'un homme.

Toi mon amour, tu es consciente de ma folie, comme je le suis de ta beauté. À force de broyer du noir, j'entache mon image de père, d'époux, je le sais... J'ai vendu mon âme au diable sans même chercher à lutter. Je suis le seul responsable. Ma lâcheté et ma timidité n'arrangent rien, puisque je dissimule mes peines, mes angoisses et mes pleurs dans cette obscurité. Mon âme se consume et je continue de sombrer. Pourtant, un regain de force me pousse à braver mes peurs pour toi mon rempart, ma raison de vivre. Mais tu es là depuis notre rencontre. Ce moment où ton regard m'a demandé de t'aimer, et que mon cœur t'a répondu « Pour l'éternité ».

Tu t'inquiètes pour moi, l'homme complexe à la double facette qui jongle entre l'ange et le démon. Tu me connais, tu sais que j'affronterais les enfers pour toi, que je me moque des ouï-dire. J'effacerais toutes remarques ou interventions et toutes les femmes que j'ai rencontrées pour n'écouter que toi.

Je ne suis qu'un homme, je ne suis qu'une vie, je ne suis qu'un infime grain de sable dans un désert immense. L'amour est plus fort que la mort et la mort n'est que le début d'un nouveau voyage. J'affronterais l'éternité pour ton sourire, ton souffle au creux de mon cou et les battements de ton cœur près du mien. Tu es la lumière du matin, celle qui guide mes pas et illumine mes cauchemars. Tu es mon amie, mon amante, dans le bonheur ou l'adversité.

Prends ma main maintenant et contemple avec moi l'immensité du monde, regarde le royaume que j'ai construit pour toi et n'oublie pas que toi et moi, c'était écrit.

Si je te dis qui je suis, me diras-tu qui tu fuis ? Est-ce que tu pourrais me soutenir si je suis la personne que tu fuis ?

T'imaginer loin de moi me donne des frissons. Pourtant, j'ai l'intime conviction que toi et moi, nous nous sommes déjà aimés ailleurs, dans une autre vie.

Les signes du temps

Le temps est un élément complexe, une équation indéchiffrable. Dès lors qu'on modifie notre parcours de vie, les bienfaits et les répercussions se font ressentir aussitôt. Notre Création est ainsi faite. La nature humaine ne changera jamais et personne ne possède l'immortalité.

Un genou au sol, ma main caresse sa peau, son corps. Je perçois les vibrations remontant de la terre, son odeur, sa souffrance, son souffle transmis par le vent. Bien qu'aucune réponse ne me soit apportée sur notre existence, de notre naissance à notre mort, j'ai la certitude que notre âme, elle, demeure éternelle. La nature est si belle, si douce. Elle qui détermine qui vit et qui meurt, elle nous surplombe, nous dépasse par son savoir et son immensité. Nous naissons, nous grandissons, nous mourons, tandis que notre mère la Terre nous accompagne. Puis nous naissons à nouveau. L'univers se charge de nous donner une nouvelle vie, une autre personnalité, un autre objectif. Notre mémoire est effacée, nos souvenirs stockés dans une zone de notre cerveau qu'on n'ouvrira plus jamais.

Combien d'existences avons-nous déjà vécues ? Combien de fois avons-nous retrouvé notre amour ? Combien de fois l'avons-nous blessé ?

Chaque odeur, sentiment ou rêve n'est pas présent par hasard. Cette force nous parle à travers nos pensées, elle nous guide dans notre parcours. Ce n'est pas un dieu, ce n'est pas un messie, on est au-delà de tout ce qu'on peut imaginer ou même croire.

Certaines nuits, je l'entends pleurer. La souffrance qui se dégage de notre planète et qui remonte comme un cri d'angoisse des profondeurs de l'obscurité. Un hurlement d'agonie, de terreur. Elle suffoque, saigne, se meurt. Qui est responsable ? Vous et moi savons que nous semons le chaos dans notre sillage, que nous détruisons tout ce que nous touchons. Mais nous ne voyons que ce qui nous intéresse et fuyons la réalité. Acceptons ses offrandes, ce cadeau précieux qu'est la vie et essayons de la respecter. En ce qui me concerne, je voudrais qu'elle m'emporte, pour retrouver l'innocence que j'ai perdue.

Que la nature rattache mon cœur à la Terre, noie mes larmes dans l'eau, brûle mes démons dans le feu et chante mon amour dans le souffle du vent. Redevenir poussière pour renaître de mes cendres. Ainsi, je reconstruirai son monde sans haine et sans douleur, dans la paix et l'harmonie, dans l'affection et la bienveillance.

La naissance de mon monde

Je savais qu'un jour tu serais là pour combler ce vide dans mon cœur. Fébrile et impatient, j'ai attendu mois après mois l'instant où je pourrais enfin te tenir dans mes bras. J'avais si peur de ne pas être à la hauteur.

Il t'en aura fallu du temps, mon petit ange, pour montrer ton minois. Des heures interminables à espérer, à angoisser. Puis l'accouchement arriva.

Tout semblait parfait et idéal pour ta naissance. Mon euphorie retomba lorsque le médecin entra et que les sages-femmes s'affairèrent autour de toi. Mon cœur se serra dans ma poitrine, l'angoisse m'envahit. Pourquoi la mort t'emporterait-elle alors que tu venais à peine de naître ? Je suppliai le Ciel de ne pas t'arracher à moi... moi qui t'attendais depuis si longtemps. Affolé, je cherchai le regard de ta mère afin de trouver du réconfort, mais je lus dans ses yeux la même souffrance que la mienne. Je voulais tant la prendre contre moi, lui dire que ce cordon autour de ton cou n'était rien, qu'il serait retiré. Mais j'en fus incapable. La crainte de te perdre me pétrifiait. Puis ma douce me fixa et prononça ces mots qui me vrillèrent le cœur : « Si tu dois choisir, prends-le. »

Avant même de te voir, je t'aimais déjà, mon fils. Mais ces paroles me brisèrent. D'un côté, il y avait mon âme sœur, celle qui te donnait la vie. Et de l'autre, toi, mon bébé, celui pour qui j'allais renaître. Le choix était impossible, je vous aimais tous les deux d'un amour si profond. Alors je restai là, tremblant et désemparé, à regarder le médecin t'extraire de son ventre. Nous avions les larmes aux yeux en voyant ton corps fripé, au teint violacé. Ton cœur ne battait plus. Dans un silence pesant, je fixai le sang éparpillé dans la pièce, puis toi, inerte dans les mains du praticien.

À cet instant, tout s'écroula autour de moi. On t'emporta dans une autre salle tandis que mes pleurs déferlaient tel un torrent sur mes joues. Ta maman pleurait aussi. Nous avions tout prévu pour ta venue, tout envisagé, mais pas cela. Il était hors de question de te laisser partir, de baisser les bras. Tu allais vivre, tu devais te battre.

Une infirmière me demanda de la suivre. Je te vis alors, allongée sur une table tandis que le médecin essayait de te réanimer. Mon regard alla du tuyau qui sortait de ta bouche aux mains de celui qui cherchait à te sauver. Plus il massait ta poitrine, plus je me sentais déchiré. Qu'avais-je donc fait aux dieux pour qu'ils me punissent de la sorte ?

Les poings serrés, je t'implorai de revenir, et je le répétai en boucle au rythme des massages cardiaques.

Et tu te mis à crier. Ton hurlement me redonna goût à la vie, mon bébé. Je vis tes yeux s'ouvrir. Toi, si petit et déjà si vaillant, tu affrontais ton destin pour la première fois. Oui, tu étais si frêle et si fort à la fois. Alors nous te trouvâmes un prénom aussi puissant que ton combat, qui en grec signifie « aigle royal ». Tout comme cet oiseau, tu déployais tes ailes pour défier ce destin. Ainsi tu grandiras avec férocité afin de braver les tempêtes.

Je suis si fier d'être ton papa et je sais désormais que quoi qu'il advienne, quoi que tu fasses, je serai là. Ma vie sera la tienne, mon cœur sera le tien. Je mourrais pour toi, je bataillerais pour te voir triompher. Tu es la prunelle de mes yeux et tu deviendras un grand homme. Je t'aime, mon garçon.

Le lien

Je me questionne souvent sur l'importance de mes accomplissements, sur ce qui me pousse chaque jour à avancer. Voilà une matière qui m'oblige à cogiter, et ce, depuis trop longtemps. Après mûre réflexion, aucune explication ne me parvient. Cela me frustre de ne pas comprendre mon existence, le but de ma présence sur Terre. Ce monde est si vaste, si mystérieux, que j'imagine un univers parallèle au nôtre, prêt à apporter des réponses. Puis, qui sait ? Cet endroit me permettrait peut-être de réparer mes erreurs.

Je reste souvent assis de longues heures à réfléchir sur le sujet. Quand je me lève, j'ai l'impression de soulever un bœuf tellement mes membres sont ankylosés. Mes yeux se posent sur mes doigts fins à la peau aride. Sérieux !

Qu'est-ce qui a foiré à ma conception ? À quel moment suis-je devenu cet homme si triste ?

Je ne peux demeurer ainsi, tel un petit garçon apeuré qui refuse d'aller de l'avant. Le front en sueur, je me décide enfin à réagir. Il me faut me débarrasser de ce moi intérieur qui me ronge et me détruit. Alors je rejette cette partie de ma vie avec force, pour me sentir plus léger. Une marche me sépare des abysses, une seule. Mais pas question de replonger !

L'enfant en moi n'a cessé de diriger mes actions, mes craintes et mes doutes. Il est temps d'y mettre fin une bonne fois pour toutes. J'enterre cette part de moi pour toujours. Mes yeux se posent sur le jardin. Je fixe les feuilles qui virevoltent sous le vent. Un sentiment me gagne, la liberté. Jamais je ne m'étais senti ainsi, heureux et déterminé. Une soudaine envie de partager mon bonheur m'envahit. Pas question ! À quoi bon attiser la haine de ceux qui veulent me voir échouer ? Cette fois, je ne laisserai personne se servir de mes faiblesses. Personne.

La fatigue me fauche. Allongé sur le lit, l'espace d'un instant, mon esprit s'égare. La peur en moi m'a quitté ainsi que les remords qui me rongeaient. Je me suis enfin débarrassé de mon passé.

Plus j'y réfléchis, plus je réalise que toutes mes pensées, mes souvenirs les plus douloureux, n'étaient pas là pour me blesser ou me détruire. Mais simplement pour m'apprendre à affronter la vie. Il m'en aura fallu du temps, et des nuits d'insomnies à ruminer, afin de saisir le message. Les desseins de l'existence sont si subtils, si indescriptibles, qu'on peut vite se perdre dans les méandres de l'inconscient. Ainsi naissent les faux pas, les maladresses… parce que nous sommes obnubilés par nos souffrances. Écouter nos voix intérieures réveille le mal qui dort en nous.

Ce fut le premier jour de la fin d'une vie, de ma vie…

Les chœurs de notre amour

Entre les artères et les veines, mon cœur bat lentement. Chaque battement est un récital, un orchestre symphonique qui œuvre dans l'harmonie. J'entends encore le murmure du sang qui me fait frissonner par moments. Puis je ferme les yeux, ouvre la bouche tandis que ma respiration s'accélère. Lorsque mes paupières papillonnent, mes mains enlacent ton doux visage. Ma Princesse, sens-tu mes doigts moites et tremblants ?

Auprès de toi, mon existence n'est qu'un chuchotement. Je ne suis qu'un être infime qui s'endort chaque soir au creux de tes bras. Ma voix s'élève dans la nuit éclairée par la lune. Elle éblouit tes traits, elle fait de moi un être aimé. N'est-ce pas magnifique ? Contemple le ciel, regarde les étoiles briller de mille feux. Un jour, tu verras la mienne parmi elles. Je continuerai d'illuminer ta vie, car tu le mérites. Les projecteurs de mon orchestre symphonique sont braqués sur toi, sur notre frénésie. Quoi de plus puissant qu'une plume qui saigne ? Une plume qui t'aime...

Mes mots sortent comme une chanson, résonnent tel un écho et propagent vers toi la flamme, l'unique.

Je fais encore et toujours ce rêve, celui où dans l'éternité nous scellons notre amour, où tu deviendras la reine de mon royaume. Puis le rideau tombe et sonne le dernier acte.

Cette ultime note m'accompagnera dans l'au-delà pendant que toi, ma douce, tu seras six pieds plus haut.

Ma Reine, mon concert est terminé, mais notre chanson restera gravée à jamais au plus profond de nous.

Ainsi il te suffit de fermer les yeux. Tu entendras, l'espace d'un instant, cet orchestre que tu aimais tant.

Mélancolie

Te reconnaîtras-tu dans ce texte ? J'imagine que oui.

Encore un jour de plus dans ce monde où le flot de la vie m'accable d'épreuves. Tu vois le genre ? J'ai encaissé, enduré, sans jamais rechigner. Puis j'ai pleuré et souhaité la mort à tous mes ennemis. Mais cette marée d'émotions est trop forte. Elle m'emporte avec elle, loin de tout, loin de cette planète qui s'anéantit sous mes yeux. Je suis mélancolique, je suis en état post-traumatique, car j'ai trouvé le bonheur à travers mes mots qui sanglotent sur des pages blanches, titubant comme une ivresse sur la voie publique.

Au début, j'ai commencé à enchaîner les faux pas et les blessures se sont accumulées. Puis, j'ai rencontré d'autres personnes souffrant des mêmes maux. Alors j'écris, assis à mon bureau, avec pour lumière une simple bougie. Je suis un loup solitaire, du moins, la vie m'a forcé à le devenir. Je n'ai plus peur de montrer les crocs, de menacer ceux qui s'approchent. Non, je ne crains plus d'errer seul dans l'obscurité. Quand mes doigts tapotent le clavier, les épîtres s'animent.

J'entends les moqueries, les méchancetés, les coups qui atteignent ma chair. Les larmes montent, mais je continue d'écrire. Le passé me submerge, j'en souffre. Faire de cette Terre un endroit meilleur… Un rêve que je ne pourrai jamais exaucer quand je constate que dehors, des gens meurent de faim ou de froid, que d'autres tuent leur propre progéniture. Alors je m'évade en créant des histoires fantastiques afin d'occulter ces horreurs. De toute façon, que puis-je faire d'autre ?

Chaque jour, poussés par la solitude, des hommes se suicident et arrachent durant leur acte des dizaines de vies sans raison. Je me noie dans cet univers où la mort a plus d'importance que notre survie. Rien que d'imaginer que je laisserai mes enfants dans cet enfer terrestre me fait frémir, mon âme saigne.

Mais bon, l'existence doit être vécue. Alors je tombe à nouveau dans la mélancolie. Je voudrais qu'il subsiste une infime trace de mon existence, rien que pour dire que j'étais là. Mais mon côté sombre revient au galop et me plonge à nouveau dans les abîmes.

Un bout de papier, un mot, un chapitre. Je referme le livre de ma vie, puis m'abandonne dans les bras de mes démons.

J'avais pourtant ce regard innocent, celui qui n'attendait que d'être aimé…

Nos deux cœurs

Ce n'est pas simple dans la vie de ne faire qu'un. J'ai laissé exploser les mots, juste une fois, pour te le dire…

Pour moi, aucune femme n'est aussi belle que toi, aucune ne comble mon cœur comme tu le fais. À tes côtés, j'ai réussi à abandonner derrière moi cette personne que je n'aimais pas être. Mais aujourd'hui, je suis prêt à diviser mon âme en deux pour te prouver que l'immensité de ton amour rythme mon existence. Quand mes mains parcourent ton corps, dans mes nuits sombres et froides, tu es la lumière qui jaillit dans mes ténèbres. Je connais chaque recoin de ta peau et me délecte de te regarder frissonner sous les caresses de mes doigts.

Grâce à toi, mon amour, ma part d'ombre disparaît. Il n'y a que toi dans mon cœur, et je grave à jamais tes traits dans mon esprit. Ainsi, quand la mort m'emportera, ce sera ton visage que je verrai. Grâce à toi, ma descente en enfer est ma pénitence, la croix que je supporte. L'amour ne s'invente pas, il est indescriptible et il ne prévient pas lorsqu'il te foudroie… C'est le mot juste pour désigner ce que je ressens. Tu m'as bel et bien foudroyé, tel un éclair surgi de nulle part. Tu m'as électrifié de ton amour. Dès lors que tu apparais, ma douleur s'efface, mais je reste un démon qui aime un ange.

Un jour, mon cœur cessera de battre, et avant toi, je l'espère. Je t'écouterai verser tes larmes aussi puissantes que des torrents, puis je réapparaîtrai. Tel un orage, je te foudroierai comme la première fois.

Mon père

J'y ai pensé tellement de fois, durant tant d'années. J'aurais voulu l'aimer, être le fils parfait à ses yeux et non une déception. J'aurais tant souhaité ne jamais découvrir la vérité. Certains soirs, je m'imagine encore enfant à l'écouter me raconter des histoires, me faire rire et de temps à autre pleurer au fil de sa lecture. Des moments illusoires que j'invente pour combler ce vide. Chaque fois que je le regardais, il me paraissait si fort, invulnérable. J'ai compris plus tard son attitude, sa froideur et son rejet à mon égard. Cet homme gardait en lui un fardeau dont il n'a jamais pu se délester. Et moi, tout ce que je souhaitais, c'était d'être aimé. Avoir son amour, même s'il ne m'avait pas donné son nom ou la vie. Les liens du sang sont-ils si importants ? Était-ce réellement une tragédie que je ne porte pas ses gènes ? Pour lui, certainement. Tout ce que je voulais, rêvais, c'était d'avoir un père. Tu étais si près, et pourtant si loin de moi, me privant de mots tendres que j'aurais pu transmettre à mes enfants.

Est-ce que je te manque ? Songes-tu à moi parfois ?

Très cher père, pardonne mes erreurs et mes doutes, qui, je pense, nous ont perdus. J'apprends seul à affronter la vie depuis si longtemps que j'en oublie ce que c'est d'avoir un père, justement. Il m'arrive de pleurer, de regretter. J'imagine ce qu'aurait été notre existence si tu m'avais accepté. Aurions-nous ri ensemble ? M'aurais-tu serré dans tes bras ? J'ai tellement souffert de ton absence que j'ai préféré fuir. C'est lâche, me diras-tu. Pourtant, voilà l'unique moyen que j'ai trouvé pour atténuer ma douleur. Partir, courir, mettre le plus de distance possible entre nous, au risque de me perdre dans les méandres de mon âme.

Mais si tu savais comme je m'en veux. Si tu voyais comme j'ai changé. Serais-tu fier de moi, aujourd'hui ?

M'enlacerais-tu pour me le dire ? Le courage me manque pour t'affronter. Alors je t'adresse ces quelques mots, ou plutôt une prière, pour te confier que je pleure encore notre passé...

Juste un au revoir

Je m'en veux toujours d'être parti de mon emploi. Je regrette tellement de t'avoir laissée, toi ma patiente, mon amie. Tous nos moments d'amitié resteront gravés à jamais dans mon esprit. Tu nous as quittés trop vite. Je n'aurais jamais pensé te voir ainsi allongée, immobile, sur cette table réfrigérée…

Dès le premier jour, je t'ai aimée comme j'aurais aimé ma grand-mère. Tu étais une belle personne qui souriait à la vie, qui me faisait de nouveau me sentir utile. Grâce à toi, j'ai repris goût au métier que j'exerçais. T'accompagner, t'aider et te chérir fut pour moi inoubliable. Tu m'appelais « Chouchou », « Mon amour », et ces mots resteront gravés dans ma mémoire ainsi que tous les fous rires que nous avons partagés. Tu n'es plus là, je pleure ton absence en silence. Il m'arrive de sourire quand je repense à toi. À tes petits gestes réconfortants, à tes paroles coquines et tes mains parfois baladeuses. Mais comment pouvais-je t'en vouloir ? Tu me redonnais la force d'avancer.

C'est un au revoir que je t'adresse, pas un adieu. On se reverra, promis. Désormais, tu as l'éternité pour te reposer. Merci, ma belle âme, pour ces instants, merci pour ton oreille attentive et pour avoir partagé tes peines et tes joies.

Je te laisse t'envoler, retrouver toutes les personnes qui t'attendent de l'autre côté.

Tu n'as pas perdu la vie, c'est elle qui t'a perdue...

Le dernier voyage

Voici comment tout a commencé, comment notre chemin de vie nous a épuisés, éreintés. À force d'encaisser toutes les misères du monde, nos cœurs se sont chargés de peine. Petit à petit, toi et moi avons sombré et nous nous sommes murés dans le silence.

Mon ami, es-tu prêt à mettre fin à ce calvaire ?

Ton regard se tourne vers la rambarde et tes yeux bleus fixent un long moment l'étendue d'eau. Je sens ta main presser la mienne. Tu cherches le courage, tout comme moi. Le vent balaie tes cheveux bruns devant toi, puis tu m'observes à nouveau. Je te vois considérer le sac de toile attaché à ma taille. Il est rempli de pierres. J'en fais autant, puis tu me fais un signe de tête.

Nous prenons une grande inspiration et sautons dans le vide, main dans la main. Durant la chute, nous hurlons. À travers mon cri, j'évacue toute la haine et le désespoir qui m'affligent. Je veux disparaître. Toi aussi, mon ami ? Je ferme les yeux et revois un bref instant tous les visages qui ont fait partie de ma vie.

Et c'est le choc ! Nos corps plongent dans cette eau trouble et tumultueuse. Le froid s'immisce dans nos vêtements et nos os, puis nous coulons. Malgré notre descente, le courant nous pousse à la dérive. Nos certitudes s'envolent et la peur nous gagne.

Nous sombrons ensemble dans cet abîme. Il fait plus sombre en bas et nous retenons le peu d'air que nous possédons encore. Il me regarde et je contemple l'angoisse dans ses yeux. Des bulles sortent de nos bouches à l'instant où nous touchons le fond. C'est la fin. Mon ami s'affole et secoue désespérément la tête. Je l'imite inconsciemment. Est-ce que nos soucis méritent notre mort ? Avons-nous fait le bon choix ?

Soudain, je m'empresse de libérer ses liens et le pousse vers le haut. Il doit vivre, avoir une deuxième chance. Je n'ai pas le droit de le priver de respirer pour effacer des erreurs que j'ai commises. Son corps flotte, en panique, sur la surface. Dans les profondeurs de l'océan, je m'éteins pour l'éternité.

Cœur d'enfant

Malhabile et inutile. Oui, je le suis. Dans un bois, loin des hommes, je fuis. Le monde m'ennuie. Ce même monde où l'idéal remplace la joie, où les étoiles cessent de briller, où le chant est remplacé par les cris. Triste humanité.

Seul sur mon océan, frappé par les vagues de mes tourments, j'attends. Apeuré par le bruit du vent, les branches qui craquent sous leur poids, je cours, sans but précis. Dans ma tête, j'oublie le temps passé dans cet univers afin de ne pas être emporté loin de mes idylles, de mes euphories d'autrefois.

Mon bateau prend l'eau. Est-ce ma faute si je suis lâche ? Je veux reconquérir mon cœur d'enfant pour que les hommes me fassent moins peur. Recommencer tout depuis le début, oublier aussi ces heures d'abandon, cette angoisse lorsque je me retrouvais seul dans un coin, désemparé. Omettre que je ressemblais à un fauve dans une cage, tournant en rond et rugissant afin de faire fuir les gens.

La peur m'assaille, ils approchent. Leurs regards en disent long sur ce qu'ils pensent, ce qu'ils désirent me faire. Des monstres, des tueurs, des sans-cœur… La phobie de mourir s'accentue, alors j'accélère la cadence… à en perdre haleine.

Soudain, une poigne forte et puissante me stoppe dans mon élan. Des doigts encerclent mon cou, compriment ma nuque jusqu'à ce que l'air me manque. J'ai mal, je pleure. La chose plonge ses yeux d'une profondeur abyssale dans les miens. À travers ses prunelles sombres, je ne vois que la mort, le néant.

Mes cervicales craquent, la douleur cesse, enfin. Mon cœur saigne, mon âme s'éteint.

Pour quoi ? Je désirais juste retrouver mon cœur d'enfant.

Burn-out

Dans mon cœur, les cicatrices saignent, pleurant sans que je puisse faire le moindre geste. À chercher l'erreur que j'ai commise, j'oublie que je dois revenir un jour des ténèbres. J'ai tant de fois voulu hurler mon incompréhension. Mais comment faire comprendre aux gens qui je suis ? L'envie de fuir m'envahit. Voilà la solution ! Fuir les problèmes une bonne fois pour toutes !

Je suis un mélancolique symptomatique depuis ma naissance. Putain de maladie incurable. Un simple orage et ma vie part en éclats… telle une explosion interne. Affronter le monde ? Je l'ai fait. Lutter ? J'ai essayé. Je ne peux pas dire que je suis parfait. Je voulais juste laisser une trace de mon passage, une infime partie de moi. Mais à quoi bon désirer tout ça ? J'ai tout raté ! Dans mon histoire, il y a eu tellement de galères. Les tempêtes, je connais. C'est seul que j'ai tout affronté. J'y croyais fort… Vraiment.

Pourquoi devrais-je faire l'effort de m'en sortir ? Montrer que demain sera mieux qu'aujourd'hui ? Le doute m'assaille, mais cette petite voix en moi m'aide à rester lucide.

À mes trente ans, je veux finir dans le décor…

Le jour de mon enterrement, ne viens pas pleurer ta peine. Ne viens pas voir ma mère en disant que j'étais un homme bien. Ne pleure pas sur son épaule, ne la prends pas dans tes bras en disant que tu comprends son chagrin. Je veux mourir seul, loin de tous ces fils de putes qui pensent que je ne suis pas à la hauteur. Tu n'as jamais été là, tu n'as jamais été un ami. Alors garde ta pitié, tes faux-semblants, et éloigne-toi de ma tombe.

Je n'ai pas demandé d'aide, même quand mon monde financier s'écroulait. Je n'ai pas crié ma colère quand ils m'ont dit que j'étais condamné. Personne ne m'a tendu la main quand j'étais au bord de la rivière, ignorant comment j'allais faire pour continuer à avancer. Je ne savais pas nager et pourtant j'ai sauté.

Ouais ! Avant ça, je m'étais donné à fond pour m'en sortir. Mais personne ne m'a donc tendu la main. Inutile de venir dire que tu m'as connu, que tu es mon ami. On sait, toi et moi, que ce n'est que du vent. Inutile de faire croire aussi que tu as de la peine, que tu penses avoir été à la hauteur. Tu te mens et tu le sais. À quoi bon de toute façon, maintenant que je me retrouve entre quatre planches. J'ai enfin trouvé la paix et je me sens léger. Ma banque aussi a dû se sentir vidée après que j'eus épuisé tous mes comptes.

J'ai tout lâché, je suis mélancolique...

Au revoir, les hypocrites et les faux-culs, et bonjour à ma nouvelle vie, ou plutôt mort.

Les penseurs de mots

Souvent, j'écris ce qu'il me passe par la tête. Une émotion, une idée, une envie… un souvenir enfoui au plus profond de moi.

Le plaisir de voir que dans ce monde, les épîtres restent gravées comme dans du marbre.

Est-ce cela, l'immortalité ?

Mille discours feront bien plus de dégâts que mille batailles. Nous pouvons effacer les traces d'une guerre, mais il est impossible d'oublier la douleur retranscrite dans nos récits. Les mots ont un pouvoir : ils s'immiscent, blessent et marquent l'âme. Ils transpercent les carapaces les plus fragiles et demeurent à jamais dans les mémoires, comme une lame qui ouvre une plaie pour ne plus la laisser se refermer. Alors que vous tentez de guérir et pensez y parvenir, le mal simule une réussite pour mieux vous foudroyer.

Si nous regardons l'histoire de notre monde, en particulier les guerres qui ont été menées, elles ont toutes un déclencheur commun : les mots. Utilisez la bonne phrase au bon moment, et l'effet est immédiat. L'égo des hommes est leur plus grande faiblesse. Certains l'ont compris, d'autres pas encore. Ceux qui persistent à prendre le mauvais chemin devront bien entendu assumer les conséquences.

Ne sous-estime jamais un penseur de mots, car il possède entre ses doigts le pouvoir d'anéantir par ses belles paroles des peuples entiers.

L'hémorragie d'un battant

Ce qui définit un homme, au final, c'est ce que nous retenons de la vie. De ses enseignements, certains en feront une force et d'autres leur faiblesse. Et si tout était plus profond que ça ? Comme un sentiment intense impossible à décrire... Une émotion qui vous fait pleurer au clair de lune, qui vous fait crier dans le silence de la nuit et qui vous fait vivre chaque jour comme si c'était le dernier... Puis, vous vous sentez perdu, telle une bouteille jetée à la mer. Vous dérivez vers un autre monde, chaque pas vous éloigne de vos amis, de votre famille et de votre existence. Alors impuissant vous l'êtes. Vous ne pouvez pas nager à contre-courant et encore moins sortir de l'eau sans un bras tendu vers vous. Ah, les amis ! Parlons-en, tiens ! Ils sont comme la relation entre les abeilles et les fleurs. Dès que ces dernières fanent, les bestioles s'en vont. Résultat ? Vous voilà à nouveau seul face à votre désarroi. Parfois, il suffit de fermer les yeux pour replonger. Puis on réalise que quelle que soit la solution, aucune ne parvient à guérir la souffrance.

Dans le brouillard, j'entends une petite voix d'enfant chanter. Chanter l'espoir, la vérité, mais aussi pleurer le sort de l'humanité. J'aperçois ce corps fragile qui rayonne de mille feux. Est-ce un ange qui fredonne au creux du vent ? Ce visage innocent se tourne vers moi. Je lui tends la main. Ses yeux remplis de larmes me fixent. À travers son regard, j'accuse le coup de sa tristesse et perçois tous ses maux qui me font l'effet d'une bombe. Tout mon passé ressurgit, de mon enfance torturée à aujourd'hui. Mon cœur saigne.

Je prends conscience de ma détresse. Il est temps que l'adulte que je suis prenne la main de cet être de mon abîme afin de nous réconcilier et de nous aimer.

Main dans la main, nous partons vers un lieu plus sombre, plus froid. Laissons ces hommes se perdre et piétiner nos tombes pendant que toi et moi volons dans le vent pour l'éternité. Chante, mon enfant, pleure aussi. Je suis un battant auprès de toi, prêt à reconquérir le monde.

Mon cœur cesse de saigner, j'ai trouvé l'immortalité. Un mot à la portée de tout être humain, l'amour.

Jusqu'au dernier souffle

Je me réveille sous un doux climat d'été, les rayons du soleil transperçant les volets. Ma nuit a été courte. Trop de questionnements sur mes choix existentiels. Je me demande si mon destin n'était pas déjà écrit. Mes souvenirs semblent s'effacer de ma mémoire, comme si le temps emportait mon passé. J'arrive à la trentaine. Durant tout ce temps, ai-je été un homme bien ? Quand je regarde en arrière, je ne vois pas ce qu'il me reste à faire. J'ai bâti un mur au fond de moi, cachant mes souffrances, cachant mes blessures. Il est grand temps de fermer la porte et de m'en aller, de m'ouvrir à d'autres horizons. La perfection n'existe pas et je suis conscient de mes erreurs, du mal que j'ai occasionné.

Que reste-t-il après la mort ? Quand la maladie m'aura emporté, qu'allez-vous retenir de ma vie ? Je rêve d'une nouvelle, pleine de joie et d'amour. Ce matin, je me lève avec le sourire. Cela faisait longtemps que ça ne m'était pas arrivé. Ma douce est près de moi. Je la serre et prends notre enfant dans les bras. Ma lutte pour atteindre le soleil s'achève, l'heure est venue qu'il s'éteigne, que mes yeux se ferment. La tristesse m'a quitté, vous m'avez guéri.

Je suis parvenu à l'aurore d'une nouvelle vie et c'est magnifique. Le monde est si beau, les gens si petits. Je me reconstruis, doucement, sans appréhensions ni questions. N'ayez pas peur de mourir, ce n'est qu'un nouveau chapitre qui s'ouvre à vous.

La maladie m'a emporté dans un monde meilleur, un monde dénué de violence, de crainte. Il vous suffit de lever la tête, mes amours, et vous me sentirez. Dans votre cœur, je serai toujours là.

Le combat fut long et difficile, mais je sais que l'on se retrouvera un jour. Ce ne sont pas des adieux, juste un au revoir.

Si mon cœur était plus grand, je changerais le cours du vent, je soufflerais les pleurs. Si j'avais été plus fort, j'aurais compris mes erreurs. Mais j'avais peur. Le vrai du faux est ardu à distinguer dans l'obscurité.

Dites-moi, ai-je été à la hauteur ?

L'âme de ma vie

Dès mon enfance, j'ai vu la vie différemment. J'ai vu l'alcool ôter la raison aux hommes qui se battaient pour avoir le pouvoir. J'ai vu la drogue anéantir des gens qui survivaient au bout d'une aiguille. J'ai vu la peur dans les yeux de certaines femmes qui pensaient que c'était leur dernier soir. Je n'étais qu'un petit garçon, triste et mal dans sa peau à cause de ces gens qui se moquaient de ma vie. Fatigué et malheureux de découvrir un monde cruel. Alors j'ai sombré. Pendant une nuit agitée, tout s'est mis à se bousculer dans ma tête. Pourquoi donner naissance à un enfant si c'est pour lui infliger de la souffrance ?

Mais cette foutue vie s'est chargée d'y répondre. Aussi ai-je longé le cours d'eau en attendant d'être emporté. Je me suis assis sur ce pont, guettant le train. C'est là que j'ai décidé de me poser sur la rambarde, les yeux rivés sur les rails. Derrière moi, les voitures passaient, et je me disais qu'il suffisait de me lancer.

Je n'ai pas toujours été un homme bien. Il m'est arrivé de laisser ma colère s'extérioriser sur des personnes qui me voulaient du mal. En réalité, combien de fois ai-je croisé la mort ? Un nombre incalculable ! La vérité sur moi s'est avérée difficile à encaisser et j'ai payé mes erreurs. Malgré ma peur, j'ai ouvert les yeux sur ces guerres et me suis relevé pour me faire une place dans ce monde. J'ai souillé le lit de plusieurs femmes. Sans le savoir, elles m'offraient leur âme…

Dans la pénombre de la rue, je continue d'exister.

Je déambule dans les artères de la ville, dans l'indifférence totale des gens. Personne ne prête attention à moi ! Pas étonnant, je ne suis que l'ombre de moi-même. J'ai haï la vie ! J'ai trahi ma famille et je suis prisonnier de mon propre enfer.

Ce soir-là, il pleuvait et j'ai glissé. La chute du pont m'a été fatale. J'emportai avec moi peine, rancœur et colère. Mon âme s'en fut dans le vent de l'éternité.

De la poussière, je suis venu, à cette forme, je retourne. Mon souvenir vagabonde entre les vivants. La mort n'est pas la fin, la mort est le commencement...

Dépressif

Je n'oublie pas mon passé, j'avance sans me retourner, par peur d'être rattrapé par celui que j'étais. Le combat n'est pas fini, je continue ma vie en sachant que je suis constamment sur le fil du rasoir... Je souris, tout est plus beau, aujourd'hui, et pourtant...

Tu n'imagines même pas mon vécu, ce que j'ai traversé avant de réussir à me relever. Tu ne peux pas imaginer la guerre que j'ai menée, et cela, durant des années. Traqué en permanence par mes démons, je devais fuir sans cesse. Des médecins, j'en ai vu ! Aucun n'a su identifier mon mal, et moi je restais là à espérer mourir. Personne ne m'a compris... Ils m'ont juste fait remarquer qu'il y avait pire dans ce monde que ce que j'endurais, qu'il y avait bien pire encore. Mais pire que quoi ? Si ces incompétents sont incapables de reconnaître ma souffrance...

Mon cœur devient peu à peu un mouroir, il saigne toutes les nuits.   Malgré tout, il m'arrive d'imaginer une existence meilleure où les gens me comprendraient. On m'a dit : « Relève-toi et souris, observe l'horizon, car il y a quelque part une lumière qui t'attend. » J'ai eu beau regarder, rien ne m'est apparu. Alors me revoilà dans les artères de la ville avec pour seule compagne cette foutue maladie ! Un mélancolique qui n'envie rien à cette vie, c'est ce que je suis ! Mon unique désir ? Dormir. L'insomnie est ma maîtresse, l'alcool, mon psychologue. La fumée de cigarette me consume peu à peu, brûlant ma dernière étincelle… J'essaie de résister, mais les médicaments me font divaguer. J'ouvre une nouvelle porte, celle qui mène à l'aube de ma vie…

Je suis affalé sur le bitume, ma main serre ma poitrine et je hurle. Un voile s'abat sur mes yeux… La fin se rapproche. Waouh ! Apercevoir un ange, c'est comme regarder le soleil. Il t'éblouit, te réchauffe, et par son immensité, il t'émerveille.

De l'ombre à la lumière

Le courage me manque. J'avance au détour d'une rue mal éclairée, la pluie ruisselle sur ma peau abîmée. Abandonné, loin de chez moi, je ne suis qu'un naufragé essoufflé qui cherche à rejoindre le rivage.

J'arpente les tourments, m'éloigne du passé, me pare du mieux que je peux afin d'oublier...

Redevenir celui que j'ai toujours rêvé d'être ?

Je sais, plus facile à dire qu'à faire ! Ce n'est pas la première fois que je sombre, alors je me relève à nouveau. Devant les autres, je souris. Ils ne savent rien de ma vie et pourtant, ils me côtoient. Est-ce une surprise ? Pas vraiment. Dissimuler mon mal-être derrière un faux sourire, c'est tout moi. Si seulement ils savaient que dans la nuit, mes larmes coulent jusqu'à ce que je sois vidé de tout sentiment, de toute émotion, avant de remettre un masque pour la journée.

Devant vous, je ne suis qu'une ombre. Un semblant d'existence qui joue avec la mort, parcourant les limbes, main dans la main. Je ne suis qu'une poussière au milieu d'un océan de cendres. Mon âme entière appartient à l'obscurité, et malgré la solitude, je me sens bien avec elle.

Entre la lumière et les ténèbres, entre l'eau et la terre, je ne suis qu'un élément incomplet, imparfait, qui essaie de trouver un sens à une vie hachée. Qui veut connaître la réalité de cet univers qui nous pousse à toujours nous remettre en jeu ?

J'ai l'impression de mener un combat dont l'issue est déjà marquée. Le Bien contre le Mal... Ou suis-je le Mal ? Même avec ton acharnement à vouloir me faire céder, je résiste. Pas aujourd'hui, ma belle, non, je décide de vivre. Je sais que tu reviendras me chercher... et à ce moment-là, je serai prêt.

L'ouragan

On a tous dans nos cœurs un regret, celui d'un instant passé, d'un moment qu'on ne peut oublier, une petite voix qui nous susurre de filer droit sans nous retourner. Nous avons tous, à un moment donné de notre vie, assisté au déclin de notre petite étoile intérieure, celle qui après s'être éteinte laisse en nous un goût amer. Les mots qui nous manquent, les larmes qui ont coulé, des choses qu'on n'a pas eu le temps de faire et dire. Tant de regrets, de remords. Était-ce réellement nécessaire ? De partir loin de nos chimères et de penser qu'ailleurs, les blessures du cœur cicatriseraient ?

Les nuits sont les plus dures. Viennent les souvenirs ainsi que les répercussions des choix et leur impact. Devenir quelqu'un de bien... Qui n'en rêverait pas ? Pour le concrétiser, il aurait fallu grandir comme un enfant normal, avec amour et patience. Qu'en est-il de ceux privés d'affection ? Leurs cœurs s'endurcissent, puis, égoïstes, ils finissent par s'éloigner. Quel euphémisme ! Partir dans l'espoir de panser ses plaies, c'est se mentir pour éviter d'affronter la vérité... Repoussez la tempête, un ouragan s'abat sur nous. Bravez les éléments, le destin se charge d'embellir votre existence.

Lettre à ma mère

Parce que je dois te le dire, t'avouer toutes les choses que je n'ai jamais osé prononcer. Tu me connais, ma timidité entrave mes paroles. Alors t'écrire m'a semblé le meilleur moyen d'exposer mes peurs et mes doutes. Qui, mieux que toi, connais mes travers, la difficulté que j'ai de m'exprimer ? J'ai érigé une forteresse autour de moi, dès mon plus jeune âge. Des murs aussi épais que hauts m'empêchant de te montrer mon amour. Merci, maman, de m'avoir donné la vie malgré tout ce que tu as traversé, merci pour l'attention et l'écoute… J'ai tant de fois pleuré, cherché des solutions sans jamais les trouver. J'aurais dû commencer par là, t'écrire, car tu as toujours été présente. Combien de fois t'ai-je rabâché mon envie de disparaître ? Mon désir de partir découvrir d'autres contrées ? Mes états d'âme te détruisaient à petit feu et pourtant, pas un instant tu ne t'en es plainte. Dure comme un roc de l'extérieur, mais si fragile de l'intérieur. Tu t'es montrée aussi puissante qu'une montagne, dévouée, et tu n'as jamais failli malgré mon désarroi.

Combien de fois t'es-tu couchée en te demandant si tu me verrais le lendemain ? Je ne compte ni les jours, ni les nuits, ni les années qui se sont écoulés.

Tu as cru en moi et tu m'as simplement aimé. Tu ne percevais que mes qualités tandis que je les occultais. Malgré mes choix parfois incertains, tu es restée à mes côtés. Grâce à toi, ton amour et ton soutien, j'ai compris, maman : partir n'était pas la solution. Ta patience inébranlable m'a permis de ne plus avoir d'angoisses et mes cauchemars ont fini par disparaître. Si tu savais, maman, combien de mal j'ai fait autour de moi aux gens que j'aime. Mon entêtement à vouloir fuir ces pourritures qui peuplent la Terre n'a contribué qu'à accroître ma haine envers les hommes.

Comment j'aurais pu te dire toutes ces choses, maman ?

Comment j'aurais pu t'expliquer qu'en réalité, j'étouffais ? Que je ne supportais pas l'injustice de ce monde ? C'est dans tes bras que j'ai trouvé la force de surmonter tout ça, de reprendre confiance en moi et de croire à nouveau.

Pardonne-moi, maman, pour toute la souffrance que je t'ai occasionnée. À force, tu me connais, je ne sais être autrement.

Je regrette, maman, mes choix, mes actes, et me demande toujours si j'ai été l'enfant que tu désirais, à la hauteur de tes espérances. Je regrette tant de t'avoir laissée.

Merci, maman, pour ton dévouement et ton amour inconditionnel... Je t'aimerai jusqu'à ma mort.

Rose noire

Déjà tant d'années que je me sens condamné. Comment continuer d'exister si je ne me sens pas aimé ? Et comment dois-je expliquer à ceux que j'aime que je lutte pour avancer ?

Attiré par le mal, tout ce que je touche devient noir. Les fleurs fanent, mes amis me fuient, chaque jour est un combat contre ma propre vie. Je ne suis que l'ombre de moi-même. Mon enfer, je le vis, je le subis. Où dois-je aller pour faire la paix avec moi-même ? Peut-être m'éloigner de mes démons, ceux-là mêmes qui hantent mes nuits ? Oublier cette vie, reprendre tout depuis le début et arrêter d'imaginer ce que serait la mort afin de l'affronter pour voir où elle m'emmènerait.

À cet instant, vous tous assis devant moi me fixez comme si j'étais le diable. Vos murmures, vos regards en disent long sur ce que vous pensez de moi « Il a gâché sa vie, l'a saccagée. » Est-ce vrai ?

Une rose noire, couleur de mes souvenirs, tombe à mes pieds. Voilà qu'une poignée de terre s'abat sur mon cercueil, une deuxième et je sais que mon corps meurtri s'apprête à descendre dans les entrailles de la Terre. J'entends les pleurs des gens là-haut, ils résonnent en moi comme un écho. Cessez donc, c'en est fini de ma souffrance.

J'ai un dernier souhait, celui de trouver la paix. Les secousses m'annoncent la descente. Les cris en surface augmentent. Pourquoi hurlent-ils ? C'est terminé et une chose est sûre, je ne reviendrai pas.

Le cri d'une ombre

J'ai le sourire aux lèvres et pourtant à l'intérieur, je souffre. Me sentir différent des autres me donne l'impression que personne ne peut me comprendre. Alors j'ai peur d'être jugé. Mon cœur s'assombrit. J'ai la sensation que le poids du monde pèse sur mes épaules depuis une éternité... Poids d'une vie que je n'ai pas choisie... Je lutte, encore et encore. Je me demande pourquoi faire tant d'efforts si je préfère la mort ?

Dis-moi, mes démons ne sont-ils que dans ma tête ? Il n'y a personne sur cette Terre qui vit cet enfer ? Je n'ose plus me regarder par crainte de voir la réalité ou d'apercevoir un homme que je ne peux aimer.

Quand la folie me donne du répit, je suis enfin moi. Alors, les larmes coulent. La vie se poursuit et je continue d'avancer avec ces monstres qui me dévorent de l'intérieur. L'air me manque… Je suffoque. Combien de temps me reste-t-il avant de trépasser ? Je vais arrêter d'écrire, de mettre des mots sur une existence bâclée. À quoi bon insister quand tu sais que les ténèbres ont déjà gagné ? Malgré tout, j'aspire à mieux… Qui sait ? Peut-être que les Cieux sont plus beaux ?

Le dernier orage

Pourquoi suis-je ici ? Sur cette terre qui n'est pas l'image dont je rêvais. Ma plume sera ma perte ! Débordé par l'émotion, je ne parviens plus à contrôler mes mots. Alors que tout le monde dort chez soi, mon esprit est loin, loin de cette haine qui pèse sur nous. J'en connais les raisons… Ces foutus démons ne me lâchent pas. À qui la faute ? La mienne, certainement. Mais avez-vous déjà essayé de vous en débarrasser ? Croyez-moi, ce n'est pas facile.

J'oublie les pages que j'ai tournées, je m'abandonne à cet homme qui me pousse à maudire cette existence qui n'est qu'une illusion, une mascarade. Le Diable veut me convaincre que je suis une mauvaise personne… Et s'il avait raison ? Je recommence à écrire et laisse ma plume exprimer la haine, la tristesse et le désespoir qui sont en moi. Dans chaque histoire, je dévoile avec subtilité des bribes de ma vie… Entre les lignes, il y a une partie de mon âme. Mais qui voit vraiment ce que les gens sont au plus profond d'eux ? Personne. Dites-moi que j'ai tort, que les hommes cherchent à faire le bien, qu'ils sont sensibles à la peine, aux êtres fragiles ?

J'aimerais tellement revenir en arrière, cesser de douter, mener à bien tous mes projets… Mais l'obscurité l'emporte, j'en ai assez de souffrir. Un canon sur la tempe, j'inspire une dernière fois et appuie sur la détente. Adieu, monde cruel.

Des bleus à l'âme

On a beau rigoler et sourire à ceux qui nous entourent, ce n'est qu'une illusion pour cacher nos mauvaises aventures. Faire croire au monde que notre vie vaut la peine d'être vécue. Bien sûr, certains nous envient. Comme sur un ring, on est livrés en pâture. On veut nous persuader que nous avons tout pour être heureux, que pleurer n'est pas concevable. On attire les regards de ces gens qui pensent qu'on est différent. Parfois, on voit dans leurs yeux le désespoir face à des mots qu'ils ne peuvent comprendre. On vous prend pour une personne que vous n'êtes pas, vous jugeant seulement sur la vitrine que vous voulez bien montrer. Et puis...

On se retrouve seul. Le doute vous submerge et là, c'est l'hécatombe. Vos maux explosent, votre vie vole en éclats. Tous vos combats semblent insignifiants face à la réalité de notre existence. La mort nous sourit, notre ange gardien est loin derrière nous. Abandonné, perdu dans les abîmes de nos souvenirs. On continue de sourire pour sauver le peu d'humanité qu'il nous reste. Faire semblant d'être intégré, d'être l'homme qu'ils souhaitent qu'on soit. Épuisé de feindre, d'avancer à contre-courant… Quoi qu'on décide ou fasse, on est seul.

Néanmoins… les années passent. Notre volonté s'essouffle à force d'essayer d'être normal. Nos rêves voudraient se concrétiser, mais ils s'envolent et laissent dans nos cœurs un poids immense. Notre âme se couvre de bleus, se consume… Brûler devient l'unique issue possible.

Arrêtons de montrer ce que nous avons au fond de nous. Cessons d'écouter notre raison. Être différent ne fait pas de nous des monstres. Nous avons juste la chance d'être unique et de porter le poids du monde sur nos épaules. Nos faiblesses peuvent devenir nos forces… Il suffit de lutter.

Plume maudite

C'est la fin de la nuit, et pour moi tout s'est fini à l'instant où j'ai posé ma plume au centre du lit. Elle n'a jamais voulu écrire, et de toute façon, je n'ai plus envie d'y croire. Serait-ce le bout du chemin ?

Puisque tout disparaît sans bruit, que tous ceux que je touche s'enfuient...

À quoi bon continuer de vivre ainsi ?

Parfois, j'ai l'impression de l'entendre griffonner sur le papier, comme si elle m'appelait. Même si je me rappelle que la solitude me rend fou, c'est pourtant sans elle que je suis bien. Chaque fois que je l'écoute et me prends à écrire, les maux remontent à la surface et me détruisent.

Si seulement elle pouvait me donner la force d'y croire à nouveau… Le mal me ronge si j'arrête, mais me tue si je poursuis. Triste dilemme que le mien.

Je la déteste, car elle fait ressortir le pire de mon âme, et l'adore, parce qu'elle m'oblige à ne pas dépérir. Je fixe ma plume avec émoi et attends un signe ou un encouragement afin de continuer. Sans elle, je ne suis rien.

C'est dingue, mais je ne vis plus qu'à travers elle. Jour et nuit, dans la joie et l'adversité, ma plume est là.

 Est-ce une malédiction ou une bénédiction ? Je n'en sais trop rien… Mais plus je me libère à travers les mots, plus je m'enferme dans l'obscurité.

Je t'entends encore raturer au milieu de la nuit… Tu es devenue ma plume maudite.

Confession d'une plume

À toi, ma petite plume à qui j'ai pris l'habitude de parler comme à une amie et te révéler mes pires angoisses. Il m'arrive de dire que nous sommes devenus inséparables, immortels. Avec toi, je suis prêt à affronter l'univers. Tu brûles en moi depuis si longtemps que tu me hantes, jour et nuit, alors j'écris. Inconsciemment, les regrets s'installent et l'envie de confesser mes péchés me gagne. Je donnerais tout ce que je possède si tu pouvais m'accorder la lumière. C'est grâce à toi si je crois aujourd'hui à la vie, grâce à toi si je n'envisage plus mon existence dans le brouillard... Je ne crains plus les lendemains. Sais-tu de quoi je parle ? D'amour... d'une union fusionnelle. Dès ma naissance, les épreuves ont été dures. Une vie remplie d'épines de roses, censée me rendre fort, inébranlable, une vie à la dure permettant de forger l'âme de l'enfant que j'étais. Imagine mon désarroi quand l'inspiration s'est éteinte en moi ! Tu m'as abandonné et j'ai plongé dans l'obscurité. Où étais-tu ? Je voulais reprendre là où nous nous étions arrêtés, recommencer nos discussions et écrire, encore et encore. Un vide immense submerge mon être depuis que tu t'es enfermée dans cette carapace que je m'efforce de briser. Je continue de croire que nous deux, ce n'est pas fini, mais la faille au fond de mon cœur me dit le contraire. Nous n'avons pas terminé notre histoire, j'ai besoin de sentir ta présence auprès de moi. Mon cœur saigne, pourtant tu ne réagis pas, indifférente à la douleur qui m'anéantit à petit feu.

J'ai sombré dans la folie, je rêve chaque nuit que tu es encore là. Je suis perdu dans les ténèbres, rejoins-moi, rien qu'une fois. Laisse-nous une chance de réussir, de croire que demain nous ne ferons plus qu'un à nouveau. Que suis-je sans toi ? La peur du succès me tétanise, mais l'échec m'effraie tout autant. Je veux que ça change, cesser de perdre l'inspiration, cesser de pleurer... Un genou à terre, je ne veux pas poser le second et te supplie de m'aider. Aide-moi à devenir l'homme que je souhaite être.   J'effacerai nos querelles, nos différends, et nous créerons un monde à l'image de nos âmes.

Ainsi s'achève ma prière… N'oublie pas notre histoire, ce que nous avons vécu. Je regrette tant de choses, mais sans toi, sans ta lumière, mes mains ne peuvent se résoudre à écrire.

À un ami

Aujourd'hui, c'était difficile, mon ami. Te voir là, dans cette boîte en bois, immobile. À certains instants, je me disais que tu allais parler, nous annoncer que tout ceci n'était pas vrai. Puis... rien. Tu es prêt pour ton dernier voyage et moi je suis là, ne sachant pas si je dois sourire ou pleurer. Pleurer la perte que tu occasionnes dans nos existences ou rire de ces moments où tu faisais le pitre. C'est exactement ça, tu aimais blaguer, profiter de la vie, mais « elle » ne t'a pas épargné. Authentique, tu l'étais. Un homme comme il en existe peu sur Terre. Bon, loyal, aimable. Pourtant, ta gentillesse t'a mis des coups bas et malgré cela, tu ne percevais que le bien autour de toi. Oui, j'ai pleuré. Par timidité, je me suis caché et retenu devant ton cercueil... Je voulais être à la hauteur de ta bonté, de ton charisme, et de l'amour que tu partageais.

Aujourd'hui, qui va me faire rire comme tu le faisais ? Combien de fois as-tu essayé de partir avec ma femme à la mer ? Combien de fois m'as-tu proposé des outils que tu n'avais pas ? Et tes carabines que j'ai vues mille et une fois ? Ou encore les radios de ton dos que tu exposais comme on montre une photo ? Et ma voiture que tu voulais démonter alors que tu ne connaissais rien en mécanique ? Tu ne te souvenais jamais de la marque non plus. Je m'esclaffais à chaque fois. Aujourd'hui, j'en pleure. Tu avais le cœur sur la main, tu aurais donné ta vie pour en sauver une autre. Tu vas nous manquer, tu nous manques déjà. Foutu karma ! Il a fallu que je ne vienne pas quelques mois et te voilà parti pour l'éternité. Je voulais tellement te montrer mon fils... Et je t'aurais entendu dire « Il est trop beau pour que tu sois le père. » Ou tu aurais proposé à ma femme de s'enfuir avec toi, pour aller au restaurant ou marcher sur la plage. Malgré l'image que tu donnais, tu étais un nounours au fond de toi, un homme affectueux, à l'écoute... Un ami, un vrai. Alors aujourd'hui, je ris et je pleure ton départ. Car grâce à toi, j'ai des souvenirs gravés à jamais dans ma mémoire. Mais ce seront les derniers. Te connaissant, tu es déjà en train de faire le clown auprès des anges. S'il existe une vie après la mort, s'il te plaît, ne change pas, reste celui que tu étais, celui qui propageait l'amour et la joie dans son sillage.

Mon ami, on se retrouvera de l'autre côté, et en attendant, je penserai à toi à chaque instant que la vie m'offrira.

Repose en paix.

Pensées nocives

Quand la ville dort, j'essaie d'émerger de ma torpeur. Est-ce que tout est réel ? Ou est-ce un cauchemar qui dure depuis des mois ? La réalité devient floue lorsque mes larmes noient mes yeux. Plus de masque, plus de sourire depuis ce fameux soir. Fixé sur la lumière, j'avance à toute vitesse vers elle. Courir pour fuir le dernier rempart qui me protège des limbes, c'est tout ce qu'il me reste. Je suffoque devant l'immensité des ténèbres qui ne cherchent qu'à voler mes rêves. Combien de temps il faudra pour que mon cœur fane ? Je n'ai personne à qui raconter mes histoires devenues ingérables. Putain d'illusion, quand on sait que je vis dans une prison émotionnelle ! Vague à l'âme d'un être épuisé face à la force de l'adversité. On a beau me dire que revenir de l'obscurité est facile, qu'il faut voir le bon côté des choses au lieu d'attendre qu'une main se tende... J'en rigole de ces phrases débiles qui au fond ne veulent rien dire. La majorité de ceux qui les emploient ne savent même pas comment survivre ici-bas.

Puis... je relève la tête. Un soupir. Je me demande où se trouve cette putain de sortie !

Une saleté de maladie m'est tombée dessus étant petit et j'ai dû apprendre à maîtriser l'envie de mourir chaque jour. Je passe mon existence à me questionner : y a-t-il une vie après la mort ? Est-ce qu'on me pleurera au moment où je partirai ? À quoi bon vouloir me sauver si je suis condamné ?

Pourquoi suis-je comme ça ? Toujours dépressif, à espérer qu'un jour quelqu'un me comprendra ? Je finirai seul et je n'aurai pour compagnie que ma plume. Alors j'écris et les pages se tournent avec une facilité déconcertante. Les phrases s'alignent, survolent l'obscurité comme si cet endroit était sa maison, et dans mon cas, un purgatoire. Ça fait si longtemps que je vis dans les ténèbres, que ma plume et moi ne faisons plus qu'un. Mourir devient ma seule échappatoire. Tout s'effacera, le corps disparaîtra, mais les souvenirs, eux, resteront dans les mémoires.

Mais je ne partirai pas ce soir...

Seconde partie

Citations

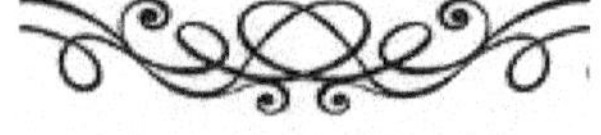

Quand les mots de notre vie deviennent un livre, c'est à nous de tourner la page afin d'écrire le nouveau chapitre de notre existence.

Leny Bougeard

Remercie la vie pour ce qu'elle te donne. Car demain,

elle peut tout te reprendre.

Leny Bougeard

Un jour, on m'a demandé ce que j'aimerais faire plus tard. J'ai répondu : « Procurer du rêve aux gens. » Dans mon innocence, j'ai oublié que les gens ne rêvaient plus !

Leny Bougeard

Tu reconnais l'amour quand pour lui, tu es prêt à tout.

Tu peux vivre par amour et mourir pour lui.

Leny Bougeard

Le succès se trouve au bout de vos doigts. Continuez de croire que demain, la lumière jaillira.

Leny Bougeard

Tu peux te cacher, t'enfuir ou même cesser de
m'aimer… ma voix continuera de te souffler que je
t'aime.

Leny Bougeard

Quand l'univers te rappelle qu'il sera impartial, rappelle-lui que tu seras imbattable. Dans l'adversité, montre ta force et non ta faiblesse.

Leny Bougeard

Si tu penses que tu es au bout du voyage, rappelle-toi que la vie commence au moment où tu ne t'y attends pas.

Leny Bougeard

Tourner une page de notre vie n'est pas synonyme d'échec. Cela nous permet d'ouvrir un nouveau chapitre de notre existence.

Leny Bougeard

Il est parfois nécessaire de partir pour vivre le bonheur.

Leny Bougeard

La beauté du monde commence là où la vie s'arrête.

Leny Bougeard

Ton sourire illumine mes nuits pendant que je me noie

dans ton regard.

Leny Bougeard

Être à bout et continuer à garder le sourire pour faire

face. Voilà la véritable force des personnes qui souffrent

en silence.

Leny Bougeard

Quoi qu'on ait pu te dire, n'oublie jamais que tu es le seul maître de ta vie. C'est toi qui décides qui reste ou qui sort, toi seul sais si tu es capable d'agir ou non. Ne laisse jamais les autres décider à ta place. Car ils n'ont ni ta vie ni ton vécu.

Leny Bougeard

Se laisser partir au fond de son regard. Sentir la douceur de sa peau sur la sienne. Les frissons qui parcourent son corps encore chaud. Le souffle au creux de son cou...

Leny Bougeard

Quand tu es seul, tu remets tout en question. Ta vie, tes choix, tes actes. Mais cela te permet de te connaître intérieurement afin de savoir où tu vas.

Leny Bougeard

La vie n'est pas forcément belle. Parfois, on a l'impression de ne plus pouvoir la supporter. Mais elle est là pour t'enseigner comment être meilleur qu'hier, comment grandir et découvrir qui tu es.

Leny Bougeard

La vie découle d'une longue succession de batailles.
Nous traversons chaque tempête sans savoir où elles
nous mèneront. Mais quand notre esprit et notre âme
seront disposés, nous comprendrons. Ce sera à cet
instant-là que notre évolution prendra alors toute sa
signification.

Leny Bougeard

Le temps façonne bien les choses. Il efface certaines peines, endurcit notre cœur et montre le vrai visage des personnes. Inutile de réagir à chaud, le temps fera son œuvre tôt ou tard.

Leny Bougeard

La vie s'écoule tellement vite. Ne perds pas de
temps à vouloir briller et profite de chaque
souffle que la vie t'offre afin de savourer chaque
seconde. Tu peux sublimer l'instant et être oublié
une fois le dos tourné.

Leny Bougeard

Tu sais ce qui fait mal ? C'est d'être à leurs pieds, sans pouvoir les prendre dans nos bras. De voir leur corps immobile sur cette table réfrigérée alors que leur âme ne s'y trouve plus. Être persuadé qu'on les reverra alors qu'au final, nous n'en avons aucune idée. Voilà la douleur de ceux qui restent dans ce monde, ce fardeau que chacun doit porter pour supporter leur absence.

Leny Bougeard

Toutes les histoires ont une fin. À toi de lui donner celle que tu veux. Ne laisse pas les autres le faire à ta place, sinon un jour tu le regretteras et tu seras malheureux.

Leny Bougeard

Ce qui manque à cette planète, ce sont des personnes sensibles et vraies qui aiment la vie et sa beauté. Des âmes qui seraient prêtes à tout reconstruire pour que nos enfants vivent dans un monde meilleur, en sécurité et en paix.

Leny Bougeard

Lire, c'est voyager, s'évader. Cela nous permet de voir un autre monde comme un univers parallèle, mais en mieux. Un endroit où nous sommes en sécurité, où nous pouvons imaginer vivre toute notre vie.

Leny Bougeard

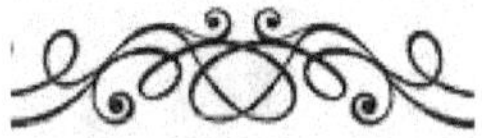

Elle espérait être la femme de ma vie. Savait-elle

seulement qu'elle était la reine de mon royaume ? À

l'évidence, non. Sinon, elle aurait su que j'épouserais la

mort à sa demande.

Leny Bougeard

Je ne suis qu'un grain de sable dans ta vie, et pourtant,

tu es un océan dans la mienne. Comme la brise légère

qui effleure ma peau, les vagues qui s'écrasent contre

ma poitrine, le soleil qui réchauffe mon corps, le vent

qui chuchote au creux de mon cou.

Leny Bougeard

Quand j'ai perçu ton âme au fond de tes yeux,

j'ai compris que la vie m'offrait un cadeau.

Leny Bougeard

Je brûle de l'intérieur, littéralement. Ironie du sort quand on sait que ma plume aime l'obscurité. Mais le combat ne fait que commencer, et je ne suis pas prêt à abandonner.

Leny Bougeard

Page de remerciements :

Pour ce recueil, j'aimerais d'abord remercier Cristina.
Une amie et auteure formidable, au grand cœur, qui a
fait que ce manuscrit est aussi sublime. Elle n'a pas
seulement poussé ma plume à son maximum, elle m'a
apporté ce qu'il me manquait. La confiance, l'envie d'y
croire, l'optimisme dont manque cruellement ma plume.
Pour tout cela, merci infiniment à toi, tu es une
personne en or. Et promis, je ferai tout pour devenir
l'auteur que tu vois en moi…

Une pensée également à ma correctrice, Farida
Derouiche, qui a certainement perdu quelques cheveux
en corrigeant mon texte. Pas du fait de sa piètre qualité,
mais parce qu'elle est sortie de sa zone de confort en
plongeant dans cet univers sombre. Je suis heureux
d'avoir mis mon bébé entre tes mains, et j'ai hâte de
continuer avec toi, si tu le désires encore…

J'aimerais également remercier mes premiers lecteurs, ceux qui n'ont pas attendu pour le prendre et qui m'ont fait confiance. À ceux qui ont sollicité leurs réseaux pour que j'atteigne mon objectif. Mille mercis, du fond du cœur, vous êtes adorables.

Et pour finir, merci à toutes les pages qui ont partagé la campagne et m'ont ainsi offert leur visibilité.

Un dernier mot, car certains d'entre vous doivent encore se demander si je vais bien. Je vous rassure, ça va.

Et si tu veux venir me donner ton avis, le partager avec la communauté, tu peux rejoindre ma page : Leny Bougeard — Écrivain, et ainsi faire partie des 16 000 abonnés déjà présents.

Mille mercis à vous.

Leny